AF324783

DE L'AUTONOMIE

OU

INDÉPENDANCE DE LA MÉDECINE.

DE L'AUTONOMIE

OU

INDÉPENDANCE DE LA MÉDECINE

CE QU'IL FAUT ENTENDRE

PAR

DOCTRINE HOLOPATHIQUE

Leçon faite à l'ÉCOLE PRATIQUE, le 26 Novembre 1859

ET PUBLIÉE

Dans le Journal L'UNION MÉDICALE, le 18 Février 1860,

PAR M. MARCHAL, DE CALVI.

PARIS

AUX BUREAUX DE L'UNION MÉDICALE,

RUE DU FAUBOURG-MONTMARTRE, 56.

1860

La Leçon que je publie a été insérée dans le numéro du 18 février 1860 de l'Union Médicale, dont le Rédacteur en chef, M. Amédée Latour, m'a traité avec une grande bienveillance. Je regrette d'être empêché, par cette circonstance même, qui me fait son obligé, d'exprimer ce que je pense de son talent et de son caractère. Je puis du moins me réjouir que son nom soit identifié à l'histoire de la Médecine contemporaine, comme science et comme art.

Cette Leçon est la première du Cours que j'ai fait à l'École pratique, dans le semestre d'hiver de l'année scolaire 1859-1860, sous ce titre : *Esquisse d'une Doctrine holopatique*; cours qui a été la première manifestation d'une doctrine dont je m'occupe depuis quinze ans et à laquelle je consacrerai ma vie.

Cette doctrine est une protestation contre la Médecine de localisation, et un retour aux grands principes de la Médecine traditionnelle, avec les changements qui résultent nécessairement des progrès accomplis depuis soixante ans.

Ce que cette systématisation peut avoir de nouveau et de personnel, ce n'est pas à moi de le dire; ce n'est pas non plus le moment de le dire; enfin, ce n'est pas ce qui importe le plus.

Aujourd'hui que l'arène des concours pour le professorat est fermée, je n'ai qu'une ambition, celle de servir la science utilement, ambition assez haute déjà, sinon trop haute; et je m'estime heureux d'être dans une position qui ne permet guère de me supposer un autre mobile.

Cette première Leçon m'a attiré une lettre de M. Fleury (de Bellevue). J'ai répondu à M. Fleury, qui m'a répondu à son tour.

Cette polémique forme la matière d'une seconde brochure à laquelle je renvoie le lecteur.

DE L'AUTONOMIE

OU

INDÉPENDANCE DE LA MÉDECINE.

CE QU'IL FAUT ENTENDRE

PAR

DOCTRINE HOLOPATHIQUE.

Messieurs,

La médecine est-elle une science ou un art ? Cette question n'est pas oiseuse ; n'y voyez pas une puérile question d'amour-propre médical ; elle touche au fond des choses ; la résoudre, c'est démontrer l'autonomie ou la dépendance de la médecine.

La philosophie positive dont MM. Littré et Robin (Charles) sont, en médecine, d'illustres représentants, a tranché cette question dans le sens le moins libéral.

Cette philosophie distingue des sciences *pures* ou *spéculatives* et des sciences *concrètes*. Par exemple, elle appelle l'astronomie une science pure, parce que l'astronomie étudie les lois géométriques et dynamiques qui régissent les corps célestes, et elle appelle la géologie une science concrète, parce que la géologie *s'occupe d'un objet naturel particulier, qui est le globe terrestre* ; distinction qui, soit dit incidemment, est peut-être sujette à discussion, car l'astronomie traite bien du mouvement, mais aussi de la grosseur, de la forme des corps célestes, et comporte, par conséquent, une partie graphique, à raison de laquelle elle semblerait rentrer dans les sciences concrètes, au même titre que la géologie.

La philosophie positive reconnaît six sciences pures, savoir : les mathématiques, l'astronomie, la physique, la chimie, la biologie et la sociologie ou science sociale, ainsi coordonnées : premièrement, suivant leur subordination de bas en haut, depuis la sociologie, qui est la plus dépendante, jusqu'aux mathématiques, qui sont la science la plus indépendante ; secondement, suivant le développement historique des sciences, qui ne les a laissées éclore que l'une après l'autre, dans l'ordre indiqué.

Chacune de ces sciences a sa méthode, et l'ensemble des méthodes constitue ce que le fondateur de la doctrine, Auguste Comte, appelle, dans une formule élevée et saisissante, le *pouvoir général de l'esprit humain*.

Telle est la hiérarchie des sciences ; tel l'ensemble du savoir ; tel le circuit du monde intellectuel, et, suivant les adeptes, avoir parcouru ce circuit est chose comparable à l'œuvre de Vasco de Gama et de Magellan. « Le voyage que la philosophie positive fait faire dans le domaine mental, dit M. Littré, ressemble assez aux premières circumnavigations qui révélèrent à l'homme les dimensions du globe terrestre. » (*De la philosophie positive*, chez Ladrange, 1845.)

Aux diverses sciences, suivant la donnée positiviste, correspondent des arts nombreux, par exemple, l'art nautique à l'astronomie, l'art médical à la biologie.

J'ignore si l'hydrographie ne comprend pas des faits qui lui soient propres, c'est-à-dire indépendants de l'astronomie ; mais ce que j'ose affirmer, c'est qu'il existe des faits appartenant à la médecine et n'appartenant qu'à elle, des faits purement, exclusivement médicaux, nullement biologiques.

Cette proposition doit vous paraître plus que paradoxale ; mais je vous prie de suspendre votre jugement, et j'espère vous prouver que la maladie, dans ce qu'elle a de plus général, est absolument étrangère à la vie, comme l'épine qui entre dans les chairs est étrangère à l'organisme. Si la maladie appartenait à la vie, et il le faudrait pour que la médecine rentrât dans la biologie, il s'ensuivrait que la vie n'existerait qu'à l'état morbide.

Il s'agit donc de savoir si la médecine existe par elle-même ou seulement à l'état de vasselage.

Comme il faut une base solide à la discussion, je vous demande la permission de citer textuellement la définition de la médecine donnée au mot ART, par MM. Littré et Robin, dans la onzième édition du *Dictionnaire de Nysten*, ouvrage surprenant par l'immensité des recherches, où il ne reste de l'œuvre primitive que le nom de l'auteur, et qui atteint aux proportions d'une véritable encyclopédie. « La médecine, disent MM. Littré et Robin, est un art, c'est-à-dire l'emploi déterminé de certaines connaissances pour obtenir non pas une vérité scientifique, mais un résultat pratique. Elle repose sur un ensemble de notions spéculatives qu'on nomme *pathologie*, comprenant l'anatomie morbide et les maladies. A son tour, la *pathologie* dépend de la biologie ; la lésion anatomique et la maladie n'étant jamais qu'un trouble de la texture ou des propriétés normales. » La subordination de la pathologie à la biologie est exprimée dans un autre endroit du livre en ces termes formels : *Les systèmes de médecine sont maintenant remplacés d'une manière définitive par l'extension des lois biologiques aux faits de maladie.*

Arrêtons-nous un moment pour signaler une tendance ou une sorte de complot ; nous discuterons ensuite.

La subordination de la médecine à l'histoire naturelle ; l'absorption de la médecine par la biologie, voilà la tendance et le complot ; voilà le danger et l'écueil. Étrange destinée que celle de la médecine ! Depuis son origine, elle n'a fait que lutter pour établir ou maintenir son identité. Elle n'a jamais pu s'appartenir tranquillement. Dans l'antiquité, il fallut un coup de génie pour la séparer de la philosophie. Tout près de nous, la mécanique, les mathématiques, la chimie s'en emparèrent tour à tour. Aujourd'hui, c'est l'histoire naturelle qui veut l'enserrer. La médecine est comme la Pologne du savoir humain : on se l'arrache. Mais il en sera de l'histoire naturelle comme il en a été de la mécanique, des mathématiques et de la chimie : il faudra qu'elle lâche sa proie.

Dès qu'il s'est trouvé des médecins pour nier l'*individualité*, l'*unité maladie*, on ne peut s'étonner qu'il se soit trouvé des savants pour nier l'*individualité*, l'*unité médecine*.

Maintenant reprenons et voyons si, en effet, la médecine rentre dans la biologie, comme l'entendent MM. Littré et Robin. L'erreur provient de ce qu'on n'a pas distingué la maladie de la lésion, le fait général du fait local. La médecine, ou mieux, la pathologie, rentre dans la biologie par la lésion, par l'organopathie, par le fait local ; elle échappe à la biologie par la diathèse, par l'holopathie, par le fait général. Voilà le grand point, sur lequel je vous prie de fixer toute votre attention.

La contractilité est augmentée dans un tissu : c'est l'irritation ; les capillaires réagissent pour céder et réagir encore, jusqu'à ce qu'enfin, distendus par le sang, ils soient immobilisés. Bientôt, à travers leurs parois, une exsudation s'opère, et, dans le produit fibrineux de cette exsudation, du pus ne tarde pas à se former : c'est l'inflammation.

Voilà une inflammation ; voilà une lésion. Ici, nous ne sortons pas du domaine de la biologie, attendu que la contractilité, d'une part, les vaisseaux, le sang qui a fourni le produit exsudé, de l'autre, sont chose essentiellement biologique.

Encore pourrait-on soutenir que la chose biologique, ce n'est ni le plus ni le moins, mais une certaine mesure exacte, en deçà, au delà de laquelle les faits changent de caractère, et, par cela même, échappent au cadre primitif.

Mais j'accorde que le fait inflammatoire reste un fait biologique. Ce fait existe-t-il par lui-même? Non, il y a généralement quelque chose avant lui et au-dessus de lui ; il y a, par exemple, le principe, le vice scrofuleux, la diathèse scrofuleuse.

Eh bien! trouvez moi, en biologie, quelque chose qui soit le vice scrofuleux ; cherchez-y de même quelque chose qui soit le vice tuberculeux, le vice cancéreux... Non, non, quand la mort entre dans la vie, elle y entre avec ses moyens propres.

Ce sont les diathèses, ou, plus généralement les holopathies (tout à l'heure, je dirai ce que c'est qu'une holopathie) qui établissent l'indépendance de la médecine, parce qu'elles-mêmes sont indépendantes, parce qu'elles ne sont pas représentées dans le domaine biologique, parce qu'elles entrent dans la vie sans en être. Tout ce qui a caractère de fait biologique, on le voit, on le touche, c'est matière à sensation ; tout ce qui est diathèse, tout ce qui est holopathie, le souffle invisible et intangible de la rougeole, le ferment de la syphilis, le levain de l'herpétisme, on ne le voit pas avec les yeux du corps, on le voit avec les yeux de l'esprit.

Je ne crains pas de me répéter, tant la matière importe. Les diathèses, les holopathies se manifestent dans les organes (quand elles se manifestent), et par là, par les organopathies, elles rentrent dans la biologie; mais, en elles-mêmes, elles existent virtuellement. Elles n'existent pas plus dans la vie naturellement, que l'oxygène qui sert à former la rouille n'existe naturellement dans le fer. En un mot, elles sont autonomes, et comme la médecine est essentiellement diathésique, essentiellement holopathique, elle est par cela même essentiellement autonome.

Les grandes unités morbides, cancer, tubercule, scrofule, etc., créent un monde à part dans le monde des vivants. Les cancéreux, tuberculeux, scrofuleux, etc., sont, dans l'espèce, des variétés spécifiques. En tant qu'espèce, ces variétés appartiennent à la biologie; en tant que spécifiques, elles en sortent parce que ce qui les rend telles est étranger à la vie et appartient à la mort.

Qui a dit que le tubercule et le cancer, notamment, étaient des produits *hétéromorphes*, c'est-à-dire étrangers à l'organisme? Les médecins naturalistes. De quel droit donc, et en vertu de quel raisonnement, veulent-ils faire rentrer dans le domaine de la vie ce qu'ils déclarent eux-mêmes étranger à l'organisme?

En somme, il n'y a pas lieu de subordonner la médecine, et d'en faire un simple canton, voire une province, quand elle est un empire.

Mais il y a grandement lieu de surveiller le naturalisme médical et de combattre ses prétentions excessives ou même attentatoires, attentatoires à l'existence de la médecine, en tant que science distincte et autonome. Ce doit être le *delenda Carthago* de quiconque a caractère de vrai médecin, j'entends dire de médecin praticien, et filial souci de la vraie médecine.

Nous aurions pu demander à d'autres que les philosophes positivistes, à d'Alembert, par exemple, et à Condillac, ce qu'ils entendent par une science; ils auraient répondu, l'un que c'est un système de faits relatifs à un objet, l'autre que c'est un système, un ensemble de principes, de faits et de conséquences; et il eût été facile de montrer l'exacte adaptation de ces définitions à la médecine. Qu'est-ce, en effet, que la médecine, sinon un système ou un ensemble de faits d'un ordre particulier relatifs à un objet? Et quel objet! La vie! Nous aurions pu le demander aussi bien à M. Ch. Robin, qui nous aurait répondu catégoriquement qu'une science est un ensemble de faits reliés par une doctrine, comme il le dit incidemment, non plus dans le *Dictionnaire de Nysten*, mais dans son beau livre sur les parasites. La médecine est-elle autre chose?

Nous avons préféré nous placer à un autre point de vue et prouver que la médecine est une science en démontrant l'autonomie, ou, comme dit M. Trousseau, la spécificité des faits les plus généraux qu'elle embrasse.

Non seulement la médecine est une science, mais elle est deux sciences, et elle est aussi deux arts.

De même que la pathologie est la science des faits morbides, la matière médicale est la science des médicaments, et de même que le diagnostic est l'art de connaître et

de distinguer les faits morbides, la thérapeutique est l'art d'appliquer les médicaments.

Serait-il nécessaire de démontrer l'autonomie de la matière médicale ? Quoi ! lorsque
j'étudie les corps, non plus en tant qu'agissant les uns sur les autres, mais dans leur
action sur l'organisme vivant, je ne ferais pas autre chose que de la chimie ! Et les
faits nouveaux que j'obtiens de cette étude, ne seraient pas des faits d'un ordre particulier ! Et leur systématisation rationnelle ne serait pas une science !

Si le premier besoin de l'homme est de vivre, et de vivre dans la plénitude de ses
facultés physiques et morales, la médecine, qui est d'ailleurs d'institution naturelle,
puisqu'on en trouve des rudiments parmi les animaux, la médecine est non seulement
une science, mais, par son but, la première des sciences, lorsque surtout de la considération de l'individu elle s'élève à la considération de la lignée, de la race et de l'espèce,
étudiée sous toutes les latitudes, car cette grande pathologie du genre humain et la
géographie médicale sont correspondantes et inséparables.

Telle est la médecine.

Mais que doit-on entendre par médecine holopathique, par doctrine holopathique ?
Vous allez juger d'abord si ce néologisme était nécessaire. Le mot *holopathie* est
formé de deux mots grecs, ὅλος, entier, et πάθος, maladie : maladie de l'entier, maladie de l'organisme ; voilà du moins ce qu'il est destiné à exprimer.

Cela dit, permettez-moi de parler de la doctrine holopathique comme si elle était
autre chose qu'un projet téméraire, comme si elle existait, comme si elle était admise
à la discussion, comme si elle avait sa place au soleil de la science ; ce n'est pas pour
me faire illusion, c'est pour la commodité du discours.

La médecine holopathique est donc celle qui, tout en tenant compte des différentes
espèces d'organopathies, mais les réduisant à leur juste valeur, cherche dans l'organisme la cause des affections des organes, ou lésions ; celle qui, voyant dans ces
lésions des espèces d'étiquettes ou d'enseignes, les appelle des manifestations, parce
que, en effet, elles marquent ou manifestent dans les organes la maladie inféodée à
l'organisme ; celle qui voit l'invisible à travers le visible, par exemple, à travers une
certaine arthropathie, la maladie, la diathèse, l'holopathie scrofuleuse ; à travers la
bronchite ou la pneumonie, la diathèse, l'holopathie catarrhale.

La médecine holopathique est celle qui, dans ce qu'on nomme communément une
maladie, voit des épisodes d'une maladie ; des scènes plus ou moins espacées d'un
seul et même drame pathologique. Ne croyez pas que vous voyiez toujours des maladies
dans les hôpitaux ; le plus souvent, ce ne sont que des phases de maladie. La maladie
ne se voit bien que dans la famille, et le médecin le mieux placé pour bien observer
et bien juger est celui qui, dans une petite localité, suit longuement l'évolution des
grands faits morbides dans un certain nombre de lignées, car il en est le plus souvent
de la maladie comme de la noblesse : c'est la lignée qui est noble, c'est la lignée qui
est malade. La médecine, dans les hôpitaux, est essentiellement épisodique, et mal-
heureusement elle est telle aussi dans les livres et dans l'enseignement. J'observe, en

ce moment, un homme encore jeune qui a eu successivement, à intervalles plus ou moins éloignés, un *erythema intertrigo*, un peu d'acné à la face, un faible catarrhe bronchique, une légère hydarthrose du genou, des angines tonsillaires vives et fréquentes, surtout dans sa jeunesse, une dyspepsie opiniâtre, enfin des douleurs rhumatismales dans les articulations de la main et du pied, dans le cou (torticolis), dans les parois thoraciques (pleurodynie). Ces lésions, ces accidents divers, qui, dans la donnée vulgaire, lorsqu'ils ont une certaine intensité et une certaine durée, sont considérés comme autant de maladies distinctes, ne sont en réalité que des symptômes et des épisodes d'une seule et même maladie, qui est le rhumatisme ou l'herpétisme, ou plutôt une combinaison de l'un et de l'autre, car ces deux diathèses se rencontrent dans la même unité morbide, comme je l'établissais, dès 1853, dans le passage suivant : « Nous sommes en mesure d'affirmer que la diathèse dartreuse et la diathèse rhumatismale se confondent souvent. Il semblerait que le même principe général qui attaque la peau peut affecter les tissus fibro-séreux (1). »

La médecine holopathique est celle qui, dans la lésion, dans la manifestation, dans la localisation, voit le contingent, c'est-à-dire ce qui peut être ou ne pas être, et dans la diathèse, dans l'holopathie, le nécessaire, c'est-à-dire ce qui existe par soi-même, en puissance ou en acte, latent ou apparent, mais ce qui ne peut pas ne pas être. C'est ainsi que, dans l'holopathie variolique, la lésion, la manifestation, le contingent peut manquer. C'est ainsi que la diathèse cancéreuse peut ne jamais se manifester, quoiqu'elle existe très évidemment. Exemple : une femme née d'une mère cancéreuse a un fils qui meurt de cancer à l'âge de 30 ans, et elle-même meurt à l'âge de 60 ans d'une pneumonie sans avoir présenté de manifestation cancéreuse; il fallait pourtant qu'elle fût cancéreuse puisqu'elle a transmis le cancer; le nécessaire existait, le contingent a fait défaut.

La médecine holopathique est celle qui voit la maladie, dans l'espèce humaine, non pas à l'état d'éventualité et d'accident, mais à l'état de continuité et de permanence, et formant, si je puis m'exprimer ainsi, de grands courants qui la parcourent et la déciment.

La médecine holopathique est celle qui réunit tous les faits morbides généraux dans le même cadre, qu'ils soient transitoires ou inaliénables, aigus comme les fièvres éruptives, chroniques comme la scrofule ; et cela parce que les différences secondaires disparaissent devant la souveraine identité qu'imprime à ces faits divers le caractère de généralité ou holopathique. Ainsi, les diathèses proprement dites, les infections, miasmatiques, virulentes, mixtes, les holopathies par altération matérielle appréciable du sang, etc., etc., toutes ces grandes affections sont rapprochées et confrontées dans une synthèse aussi féconde que légitime. Voici, à ce propos, un passage remarquable d'une thèse de concours sur les diathèses, écrite par M. A. Racle : « Si ce n'était pas rompre avec la tradition médicale et les habitudes reçues, on pourrait facilement

---

(1) *Recueil des Mémoires de médecine, de chirurgie et de pharmacie militaires*, 2e série, t. II, p. 115.

admettre à titre de diathèses toutes les intoxications par virus morbide et toutes les infections. En effet, l'économie est prise dans son ensemble, aucun acte ne peut plus s'exercer sans une déviation soit de l'état fonctionnel, soit de l'état matériel, et toutes ces manifestations anormales se tiennent par une cause commune, la modification de l'ensemble de l'organisme. Les fièvres éruptives ne sont-elles pas des diathèses ? On insère une goutte de virus variolique sous l'épiderme, et, au bout de quelque temps, il n'y a plus, comme le dirait M. Baumès, un seul point de l'économie qui ne vive varioliquement (1). » Dès 1847, il y a douze ans, j'exprimais la même pensée dans une occasion solennelle ; c'était au Val-de-Grâce, à la distribution des prix de l'année scolaire.

Je disais : « Dans cet épanouissement de la médecine, un fait entre tous frappe l'esprit et le ravit, c'est la possibilité d'élever enfin une doctrine générale, où se confondent les doctrines rivales. Ce sera l'éternel honneur de l'époque présente d'avoir rendu à jamais impossible le règne exclusif d'une doctrine particulière. Thémison et Sylvius ont raison tous deux, à condition d'être ensemble et de franchir du même pas la porte du sanctuaire ouverte à deux battants. Oui, le temps est venu d'élever le monument. Il se composera de deux parties : dans l'une seront rangées, suivant l'ordre anatomique, les organopathies ; dans l'autre se grouperont les diathèses : diathèses générales, diathèses de système (car on voit quelquefois le cancer, par exemple, affecter un système, soit le système osseux, et s'y reproduire exclusivement) ; diathèses natives, diathèses acquises ; *diathèses aiguës, comme la variole, diathèses chroniques, comme le tubercule...* Et s'il faut un nom au monument, on pourra y inscrire celui de Médecine organo-diathésique (2). »

On voit qu'à cette époque je donnais le même nom de diathèse à tous les faits morbides généraux, à tous les états, aigus ou chroniques, propres à l'organisme. Plus tard, il me parut convenable de réserver le nom de diathèse aux états communément désignés sous ce titre, afin de toucher le moins possible aux habitudes, et de chercher un mot pour désigner indistinctement et génériquement tous les états morbides généraux, y compris les diathèses : de là le nom d'holopathie.

La médecine holopathique est celle qui maintient l'ancienne distinction de la maladie et de la lésion, sans méconnaître que, dans certains cas, la lésion est toute la maladie. De ce point de vue, la maladie est ce qui existe pour soi et d'abord, avant tout et au-dessus de tout ; la lésion est subordonnée et secondaire ou consécutive. La maladie est protopathique ; la lésion est deutéropathique. Voilà, si je ne me trompe, une définition dont la Faculté de médecine de Paris comprenait le besoin, lorsque, dans un concours pour le professorat, elle donnait ce sujet de thèse : *La lésion, la maladie.*

La médecine holopathique admet : 1° Des lésions *holopathiques*, qui sont le produit et la manifestation d'une holopathie ; 2° des lésions *sympathiques*, qui surviennent par suite d'une lésion préexistante, en vertu des relations qui unissent nécessairement les

(1) Thèse pour l'agrégation en médecine, 1857, p. 20.
(2) *Recueil des mémoires de médecine, de chirurgie et de pharmacie militaires,* t. 64ᵉ, p. 349.

organes primitivement et consécutivement affectés; 3° des lésions *substitutives*, qui remplacent une autre affection; 4° des lésions *critiques*, qui jugent une maladie et la résolvent ou l'épuisent; 5° des lésions *mécaniques*, comme, par exemple, quand, à raison de l'imperméabilité du tissu hépatique dans la cirrhose, il se produit ou une ascite, ou une dilatation variqueuse du système veineux abdominal, ou une entérorrhagie; 6° enfin, des lésions *idiopathiques*. Il existe, en effet, une classe de lésions dans lesquelles le fait étiologique est local comme le fait morbide. Ce sont des organopathies protopathiques. Plusieurs de ces lésions ne diffèrent pas essentiellement des lésions chirurgicales. Supposons une inflammation de la membrane muqueuse de l'estomac par suite de l'ingestion de l'alcool : quelle différence essentielle verrez-vous, quant au mode pathogénique, entre cette lésion et, par exemple, un érythème par insolation ? De même, soit une inflammation du cerveau par suite d'une excessive contention d'esprit : verrez-vous une différence essentielle, quant au mode de production, entre cette lésion et celle de l'estomac ou celle de la peau dont il vient d'être parlé ? Non, car dans cette lésion du centre cérébral, comme dans les deux autres, il y a eu exagération de l'action organique par l'effet d'une stimulation strictement locale : la pensée, l'inspiration, la passion étant des stimulants du cerveau, comme l'alcool est un stimulant de l'estomac, comme l'irradiation solaire est un stimulant de la peau. Ce n'est pas une raison toutefois pour refuser une place distincte aux lésions idiopathiques dans le cadre des organopathies; seulement, comme elles font exception, elles n'infirment pas cette proposition, savoir que, généralement, les organopathies sont deutéropathiques.

La doctrine holopathique apporte une classification nouvelle des maladies. La distinction sur laquelle nous avons tant insisté entre la maladie et la lésion se répète dans le cadre nosologique, et il en résulte deux grandes divisions, dont l'une comprend les holopathies, et l'autre les organopathies. Une troisième division intermédiaire aux deux autres, comprend l'étude des *procédés morbides*, par le moyen desquels se réalisent les organopathies, holopathiques et autres, procédés tels que l'inflammation, qui est le plus général d'entre eux, la congestion, l'hémorrhagie, l'hyperémie, la sympathie, la compression, l'impulsion, etc. En ajoutant à ces trois parties, les *généralités de la pathologie*, à titre de prolégomènes, et les monographies, à titre de complément, car il est bon de prendre telle affection, la migraine, par exemple, et de la considérer en elle-même, individuellement, abstraction faite de sa place dans le cadre, on a toute la pathologie. En ajoutant à la pathologie, ainsi envisagée et divisée, le diagnostic et ses procédés, la thérapeutique et ses moyens, on a toute la médecine.

Dès à présent, vous pouvez comparer cette coordination des faits morbides, cette vue nouvelle de la médecine, avec le chaos des classifications régnantes, où, faute d'avoir distingué le général du particulier, le nécessaire du contingent, ce qui est permanent et invariable de ce qui est fugitif et divers, on a tout mêlé et tout confondu, à la honte de la science et au mépris de la plus simple logique.

Ce qui manifeste les holopathies en réalisant les organopathies, c'est le *procédé mor-*

bide; ce qui détermine le point dans lequel s'opère la manifestation, c'est ce que nous appellerons l'*électivité*.

Dans l'électivité, nous étudierons l'*affinité morbide*, en vertu de laquelle tel principe, par exemple, le miasme de la fièvre typhoïde se porte à l'intestin, celui de la variole à la peau, etc. L'affinité morbide a, dans la doctrine, une importance capitale, en ce qu'elle se substitue à la conception naturiste, plus tard vitaliste, de la réaction de la force vitale contre la cause morbide. Si importante qu'elle soit cependant, cette affinité n'est qu'un cas particulier de la grande affinité *organique*, qui préside à la composition et à la décomposition des tissus vivants, et dont l'affinité *nutritive*, l'affinité *thérapeutique*, par laquelle certains médicaments agissent spécialement sur certains points, sont aussi des cas particuliers ou des modes divers.

En admettant l'affinité organique, je ne fais, bien entendu, qu'abstraire un état des tissus, et je ne suppose pas une force indépendante, existant par elle-même.

Toute doctrine médicale a voulu dire son mot, affirmatif ou négatif, sur la cause de la vie, la force vitale, le principe vital, comme on voudra l'appeler. Ce n'a jamais été une nécessité que par rapport à l'imperfection relative de la science. Bacon a dit : *quando physica erit perfecta, nulla erit metaphysica.* La physique médicale n'est point parfaite, mais elle est très avancée, et cela suffit. Je toucherai cependant à cette question du vitalisme, qui désormais est comme le luxe de la science, et j'espère prouver que le *scepticisme vitaliste* de Barthez était un acheminement logique à l'organicisme.

Telle est, sommairement, la doctrine dont j'ai entrepris de vous présenter une esquisse. Personne ne crée une doctrine. Elle est dans l'atmosphère intellectuelle, si je puis ainsi dire, avant d'être formulée. Coup sur coup, dans deux concours, la Faculté de médecine de Paris, a donné à traiter la grande question des diathèses. Beaucoup d'autres signes attestent la même préoccupation parmi les enseignants de la parole et de la plume, comme parmi les praticiens. Personnellement donc, je n'élève aucune prétention, et, loin de là, je serais bien puni si l'on me prêtait la ridicule prétention de viser au rôle de réformateur. La crainte de cette suspicion m'a retenu longtemps, et, prenant moi-même la mesure de mes forces, j'hésiterais encore si je n'avais été soutenu par ce vieil adage, qu'il n'est pas indispensable, pour avancer, d'être un coureur agile, et qu'il suffit d'être dans la bonne route.

Paris. — Typographie Félix Malteste et Cᵉ, rue des Deux-Portes-Saint-Sauveur, 22.